AF336900

RELATION

D'UNE

ÉPIDÉMIE DE PARALYSIE ATROPHIQUE

DE L'ENFANCE

PAR

LE Dr S. CORDIER

Chirurgien en chef de l'Antiquaille.

Mémoire lu à la Société des Sciences médicales de Lyon

LYON

ASSOCIATION TYPOGRAPHIQUE

F. PLAN, RUE DE LA BARRE, 12.

1887

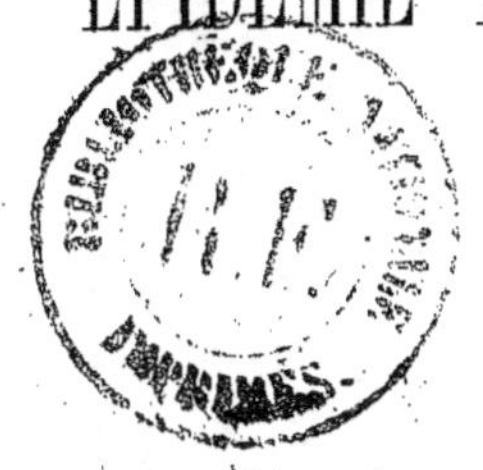

RELATION

D'UNE

ÉPIDÉMIE DE PARALYSIE ATROPHIQUE

DE L'ENFANCE

PAR

LE Dr S. CORDIER

Chirurgien en chef de l'Antiquaille.

———⋇———

Mémoire lu à la Société des Sciences médicales de Lyon

———✕———

LYON

ASSOCIATION TYPOGRAPHIQUE

F. PLAN, RUE DE LA BARRE, 12.

—

1887

RELATION

D'UNE

ÉPIDÉMIE DE PARALYSIE ATROPHIQUE

DE L'ENFANCE

Depuis trente ans, la paralysie infantile a été l'objet de travaux si importants, de recherches si fécondes, que son histoire est assez complète pour qu'à ce jour on puisse la définir également bien, et par ses symptômes cliniques et par ses lésions anatomiques.

Mais si ses symptômes sont minutieusement étudiés et ses lésions nettement établies, il faut convenir que ses causes sont encore bien obscures et que sa nature est à peine entrevue.

Faut-il, en effet, considérer comme sérieuse cette étiologie banale relatée et discutée par tous les auteurs ? Dentition, troubles gastriques, refroidissement, traumatisme, tout cela pourrait être aussi justement invoqué pour toutes les maladies de la première enfance.

Dans ces vagues données étiologiques, on ne peut évidemment trouver aucun renseignement utile, soit pour la prophylaxie, soit pour le traitement. On ne peut chercher aucune notion permettant de soupçonner ce qu'est en réalité cette maladie aussi spéciale, j'allais dire aussi spécifique que la fièvre typhoïde ou la variole.

Si on réfléchit que la paralysie infantile débute toujours brusquement, qu'elle s'accompagne de symptômes fébriles, si l'on se rappelle aussi que les lésions médullaires arrivent d'emblée à leur maximum pour rétrocéder ensuite, que ces lésions sont toujours constituées par des foyers de ramollissement rouge avec dilatation des capillaires et extravasation sanguine, on est bien forcé d'admettre que l'on est en présence d'une maladie inflammatoire étrangement localisée à la substance grise, peut-être même aux seules cellules des cornes antérieures; mais rien ne nous dit quelle est la cause, quelle est la nature de cette inflammation spéciale.

Les observations qui vont suivre feront la lumière sur ce point. En démontrant que la paralysie atrophique de l'enfance peut sévir d'une façon épidémique, elles démontreront aussi, je l'espère, que cette paralysie est une maladie spécifique, infectieuse, on pourrait dire microbienne.

En octobre 1886, je voyais dans mon cabinet un enfant de Sainte-Foy-l'Argentière atteint d'une paralysie atrophique évidente. En interrogeant sa mère et une autre personne qui l'accompagnait, j'appris que plusieurs enfants avaient été presque simultanément atteints de la même maladie. Je recueillis quelques noms et me rendis à Sainte-Foy pour juger par mes propres yeux. La tâche me fut rendue plus facile grâce à l'obligence de M. Magnin, le pharmacien de Sainte-Foy, qui voulut bien m'accompagner et m'aider. Plusieurs fois j'ai dû recommencer ce voyage pour compléter et contrôler les renseignements recueillis, et chaque fois j'ai découvert quelques faits nouveaux.

A ce jour, j'ai pu réunir déjà treize observations; d'autres cas encore m'ont été signalés, mais ces treize observations m'ont paru suffisantes pour établir d'une manière incontestable la nature épidémique de la maladie. Chacun l'appréciera ainsi quand j'aurai dit que ces treize cas de paralysie infantile se sont déclarés pendant les deux mois de juin et juillet 1885, dans l'agglomération de Sainte-Foy-l'Argentière, qui ne compte pas plus de 1,400 ou 1,500 habitants. Je comprends dans cette agglomération quelques maisons de Saint-Genis-l'Argentière et de Souzy qui ne sont séparées de Sainte-Foy que par la largeur d'un chemin; je comprends aussi quelques maisons appartenant au hameau de Laffay, distant de quelques minutes et dont les habitants ont des rapports de chaque instant avec Sainte-Foy, où ils viennent chercher leurs provisions.

Il ne m'a pas été facile d'obtenir, dans tous les cas, des renseignements très précis sur les symptômes et la durée de la maladie, mais j'ai vu les malades avec leurs lésions définitives assez caractéristiques pour ne permettre aucune hésitation.

Sur ces treize enfants, quatre ont succombé à la maladie; pour ceux-ci, le diagnostic rétrospectif pourrait être douteux s'ils n'avaient pas présenté les mêmes symptômes que d'autres enfants leurs voisins frappés en même temps et qui, plus heureux, ont survécu.

Voici la relation succincte de ces observations que je cite dans leur ordre de date sans chercher à les grouper artificiellement.

OBSERVATION I. — Villars (Benoît), âgé de 7 mois, demeurant à Sainte-Foy-l'Argentière. Début en juin 1885. Guérison. — Paralysie de la jambe gauche, atrophie de la cuisse, rétraction tendineuse, ténotomie.

Quand la maladie a débuté, l'enfant, âgé de 7 mois, était en nourrice à Sainte-Foy-l'Argentière. Il était dans de bonnes conditions hygiéniques, au dire de l'entourage, et jouissait d'une parfaite santé. Il m'a été impossible de préciser. exactement la date du début de la maladie. Les parents chez qui il demeure aujourd'hui disent fin juillet 1885 ; mais les renseignements recueillis d'autre part me permettent d'affirmer que ce début est bien antérieur. Sa voisine, Jeanne Chirat (observation II) est en effet tombée malade le premier dimanche de juin 1885, c'est-à-dire le 7. Pour elle, la date est très précise, et à cette date le petit Villars était déjà malade, car on disait : « Ce sera comme le petit Villars. »

Quoi qu'il en soit, l'enfant a guéri après plusieurs jours de maladie. Il n'a pas eu beaucoup de fièvre, mais a présenté des accidents convulsifs qui se sont répétés à deux reprises différentes. Il a eu des sueurs abondantes.

Le bras et la jambe gauche étaient paralysés, ainsi que la jambe droite. Peu à peu les accidents se sont amendés et la lésion a persisté seulement dans le membre inférieur gauche.

Aujourd'hui 1er novembre 1887, la cuisse est plus petite, le membre tout entier a un volume moindre et l'atrophie porte surtout sur les péroniers et la masse du soléaire. Il a été vu par plusieurs de mes collègues des hôpitaux qui ont porté le même diagnostic ; l'un d'entre eux a pratiqué la ténotomie. La sensibilité est intacte. Le membre malade est toujours plus froid que l'autre, mais il n'existe pas de troubles trophiques.

L'état général est excellent.

Obs. II. — Chirat (Jeanne), âgée de 24 mois, demeurant à Sainte-Foy-l'Argentière (boulangerie). Début le premier dimanche de juin 1885. Guérison. — Paralysie de la jambe droite.

L'enfant demeurait chez ses parents à Sainte-Foy, près la gare. Née d'un père très robuste et d'une mère bien portante, elle avait été nourrie par cette dernière et sevrée à l'âge d'un an. Elle a un frère de quinze ans et une sœur de onze ans et demi, tous deux en pleine santé.

Elle jouissait elle-même d'une bonne santé ; toutefois, elle était atteinte de temps à autre de poussées d'urticaire. Elle avait terminé sa dentition, moins deux molaires qui ne sont venues que beaucoup plus tard.

Cette enfant était assez souvent en contact avec le petit Villars (obs. I) de Saint-Genis, en nourrice sèche à Souzy, c'est-à-dire à quelques minutes de là.

Depuis quelques jours, elle reposait mal la nuit, lorsque le dimanche elle fut prise d'une fièvre qui persista les jours suivants. Il n'y eut pas de convulsions, mais une agitation très vive : l'enfant n'urina que le vendredi suivant. Les détails sont précis ; par contre, les sueurs furent extrêmement abondantes.

Après cinq jours, on constata la paralysie des deux jambes, et c'est alors qu'on dit : « Ce sera comme le petit Villars ». Depuis, quelques accidents sont survenus ; un abcès s'est formé dans la cuisse, mais l'état général ne s'est pas moins amélioré.

En novembre 1887, l'enfant présente une paralysie typique portant exclusivement sur la jambe et la cuisse droites ; le pied est en valgus ; la sensibilité est conservée. On ne constate aucun trouble trophique. La marche est possible, mais avec une claudication très marquée.

Obs. III. — Rivaud (Françoise), âgée de 7 mois, fille de Rivaud, garde-barrière, demeurant à Sainte-Foy-l'Argentière. Début fin juin 1885. Guérison. — Atrophie de la jambe droite, cuisse et fesse.

Cette enfant est voisine de Chirat qu'elle voyait chaque jour. Ses père et mère sont bien portants. Elle tetait encore quand elle fut atteinte de fièvre accompagnée de sueurs profuses, sans convulsions, sans contractures. Trois ou quatre jours après on constata que la tête tombait inerte et que les jambes étaient flasques et comme en caoutchouc. L'état s'améliora rapidement. En novembre 1887, elle présente une atrophie très manifeste portant sur les muscles de la région postérieure de la jambe, sur les muscles antérieurs de la cuisse et un peu sur les fessiers. Le membre est plus petit, plus froid, mais il a conservé toute sa sensibilité. L'état général est d'ailleurs excellent. La marche est possible, mais la claudication est très marquée. L'équinisme domine avec un léger degré de varus. Elle est à peu près dans le même état que sa voisine Jeanne Chirat.

Obs. IV. — Jules Maltaverne, âgé de 10 mois, demeurant à Sainte-Foy-l'Argentière, en face de la pharmacie. Début le jeudi 25 juin 1885. Mort le samedi 28 juin 1886.

Cet enfant, nourri dans sa famille, était dans des conditions hygiéniques médiocres; il jouissait cependant d'une bonne santé.

Sa mère allait quelquefois avec lui chercher son pain à la boulangerie Chirat dont l'enfant était malade.

Le 25 juin, il est atteint tout à coup de fièvre, d'agitation. On ne soupçonne pas la nature de sa maladie, lorsque le samedi, troisième jour, on voit les jambes flasques et comme en caoutchouc; la tête est tombante. C'est alors seulement que l'on pense à la petite Chirat qui avait été paralysée comme lui.

A la fin du troisième jour la paralysie augmente, l'enfant cesse de crier et meurt.

Cet enfant avait autour de lui plusieurs frères ou sœurs plus âgés; aucun n'a été atteint. Le père, qui jouissait d'une bonne santé, est mort d'une maladie aiguë.

Obs. V. — Marie Coquet, âgée de 10 mois, demeurant à Sainte-Foy. Début le 13 juin 1885. Mort le 16 juin 1885.

Cette enfant a toujours joui d'une parfaite santé; ses parents sont bien portants et sans antécédents héréditaires fâcheux. C'est une première enfant que la mère nourrit et qui est dans d'excellentes conditions hygiéniques.

Le 13 juin 1885, sans cause connue, sans traumatisme, sans évolution dentaire, sans refroidissement, l'enfant est saisie en plein état de santé par une fièvre assez intense, accompagnée d'agitation que l'on attribue à une indigestion, quoique l'enfant n'ait pris que le sein de sa nourrice. Pendant la nuit, la fièvre est plus vive, la peau devient brûlante; le deuxième jour apparaissent quelques convulsions.

C'est à la fin de ce deuxième jour qu'en soulevant la petite malade la mère remarque que la tête tombe inerte sur les épaules, que les bras et les jambes pendent inertes eux aussi et flasques comme s'ils étaient en caoutchouc. Au commencement du troisième jour, l'enfant ne peut plus teter; elle ne pousse plus un cri et elle succombe le 16 juin, trois jours après le début de la maladie.

Obs. VI. — Anna Chalien, 14 mois, demeurant à Sainte-Foy-l'Argentière, à côté Mayoux. Début, 16 juillet 1885. Guérison. — Paralysie de la jambe droite.

Cette enfant demeurant chez sa grand'mère, à Sainte-Foy-l'Argentière, jouissait d'une parfaite santé; elle était sevrée depuis l'âge de 10 mois, et la dentition, comme le sevrage, s'étaient accomplis sans accidents. Elle était d'ailleurs dans d'excellentes conditions hygiéniques.

En pleine santé, elle fut atteinte pendant la nuit du 15 au 16 juillet 1885 d'accès de fièvre assez violents que l'on attribua à l'évolution dentaire. Le lendemain, il y eut des accidents convulsifs qui se répétèrent pendant trois jours et qui firent croire à une méningite. Dès le cinquième jour, on constatait déjà que la tête retombait toujours sur le côté gauche, et que le bras droit, comme les deux jambes, étaient inertes et flasques. Pendant deux jours l'enfant n'a pas pleuré.

Peu à peu les accidents se sont amendés, mais la malade a dû garder le lit pendant plus de quinze jours.

En octobre 1886, époque où je la vis pour la première fois dans mon cabinet, elle présentait une paralysie infantile caractérisée par une diminution de volume portant sur tout le membre inférieur droit, mais plus spécialement localisée sur les muscles antérieurs de la jambe. Le pied était en varus équin ; la sensibilité était absolument conservée.

Je n'ai pu la revoir, comme la plupart des autres enfants, car elle est aujourd'hui à Brioude chez ses parents ; je sais seulement par sa grand' mère que son état s'est encore amélioré pendant l'été.

Cette enfant demeurait près de Coquet, qu'elle voyait assez souvent.

Obs. VII. — Gouttenoire (Jeanne), âgée d'un mois, demeurant à Sainte-Foy-l'Argentière dans le haut du village. Début, fin juin. Mort le troisième jour.

Cette enfant, voisine de Marie Cloquet (obs. V), jouissait d'une parfaite santé, lorsque subitement et sans cause connue elle devient somnolente. Il existe un peu de fièvre, mais on ne constate ni sueurs, ni accidents convulsifs. Dès le commencement du troisième jour, les parents constatent que l'enfant ne peut plus crier, plus teter. La tête et les membres inférieurs sont inertes et flasques. « C'est comme Marie Coquet, s'écrie sa mère). Et comme elle l'enfant succombe à la fin du troisième jour.

Obs. VIII. — Coquard, âgé de 2 mois, demeurant à Sainte-Foy-l'Argentière, en face de la gare. Début, 12 juillet 1885. Mort, 15 juillet 1885.

Cet enfant demeurait dans sa famille, où il était nourri par sa mère qui fréquentait beaucoup la famille Chirat (observ. II), atteinte quelques semaines auparavant de la même maladie. On n'a pas pu recueillir de renseignements très précis. L'enfant a eu de la fièvre, quelques accidents convulsifs et de la flaccité des membres. Les parents et les voisins disaient : « Ce sera comme la petite Chirat et comme le petit Villars » (obs. I et II). Moins heureux, l'enfant a succombé le troisième jour après le début de la maladie.

Obs. IX. — Périnet (Claudius), âgé de 2 ans 5 mois, demeurant à Lafay près Sainte-Foy-l'Argentière. Début, milieu juillet 1885. Guérison. — Paralysie du bras droit portant plus particulièrement sur le deltoïde.

Cet enfant, qui jouissait d'une excellente santé malgré ses mauvaises conditions hygiéniques, est tombé brusquement malade, au milieu du mois de juillet 1885. Les symptômes généraux n'ont pas été graves et l'enfant n'est resté malade que quatre jours.

C'est à ce moment-là seulement que l'on constate que l'enfant ne se servait pas de son bras droit qui restait pendant le long du thorax. En avril 1887, le bras droit était encore plus petit et l'atrophie portait sur tout sur le deltoïde; la sensibilité cutanée était intacte.

Je n'ai pu le revoir en novembre, ses parents ayant quitté le pays.

L'enfant allait avec sa mère à Sainte-Foy presque tous les deux jours.

Obs. X. — Clotilde Berger, 18 mois, à Sainte-Foy-l'Argentière. Début le 20 juillet 1885. Guérison. — Paralysie du membre inférieur gauche. Péroniers et triceps crural.

L'enfant, dont les parents sont bien portants, jouissait elle-même d'une bonne santé lorsque le 20 juillet, après avoir accusé la veille un peu de claudication, elle fut prise, sans cause connue, d'une fièvre intense avec quelques légers accidents convulsifs. Dès le troisième jour on constata que les membres inférieurs étaient inertes et flasques. L'attention avait été appelée sur ce point par des voisines qui avaient vu Anna Chalien.

Après douze jours, la fièvre avait disparu, la guérison paraissait complète, mais la jambe gauche était trop faible pour permettre la marche. En avril 1887, elle présentait une paralysie infantile très nette. Le pied était dévié, la marche s'accomplissait, mais avec une claudication très manifeste. L'atrophie portait surtout sur les péroniers et le triceps crural. L'état général était d'ailleurs excellent. La sensibilité cutanée était intacte.

Obs. XI. — Mayoux, âgé de 3 mois 21 jours (boulangerie), demeurant à Sainte-Foy-l'Argentière, au milieu du village près l'église. Début, 22 juillet 1885. Guérison. — Paralysie des deltoïdes, des bras, des jambes, du thorax.

L'enfant était nourri par sa mère, mais prenait des potages et du lait comme nourriture supplémentaire. Il était bien soigné et jouissait d'ailleurs d'une parfaite santé comme ses trois frères et sœurs âgés de 10, 7 et 4 ans. Les parents voyaient beaucoup la petite Chalien (observ. VI) qui était malade depuis le jeudi précédent. Trois autres enfants, au dire de la mère, étaient déjà morts de cette maladie.

Le dimanche 20 juillet 1885, l'enfant bien portant fut porté par sa grand'mère chez la petite Chalieu sa voisine, malade depuis le jeudi précédent. Le mardi matin, c'est-à-dire 36 heures après cette visite, l'enfant tombe gravement malade. Il est brûlant, assommé; il reste ainsi douze jours sans qu'on puisse préciser la succession des symptômes. Les parents racontent que des accidents convulsifs apparurent plusieurs fois et que la paralysie fut constatée dès le jeudi. L'attention avait été appelée sur ce point par les parents de la petite Chalien. Par conséquent, deux jours après les débuts de la maladie, l'enfant ne pouvait déjà plus tenir sa tête ; les membres, bras et jambes, étaient flasques et pendants ; il n'y avait plus' que quelques mouvements de la face. Pendant cinq jours, l'enfant n'a ni pleuré ni crié; la déglutition était impossible.

Peu à peu tous les symptômes se sont amendés, mais la paralysie est restée fixée sur les bras, les jambes et la masse sacro-lombaire. Quand je l'ai vu pour la première fois en avril 1887, les deux bras pendaient encore inertes, l'enfant ne pouvait pas se tenir sur ses jambes, et le thorax, aplati d'un côté, présentait de l'autre une voussure énorme.

Pendant l'été, l'amélioration fut continuée, et aujourd'hui l'enfant peut se tenir sur ses jambes et marcher, quoique différents groupes musculaires soient atrophiés. Les avant-bras se meuvent facilement, le thorax est moins déformé, mais les deux deltoïdes sont encore atteints. La sensibilité est intacte sur tous les points, d'ailleurs la santé générale est excellente, l'enfant paraît jouir d'une intelligence plus développée que ne la comporte son âge.

Obs. XII. — Balé, fille âgée de 9 mois, demeurant à Saint-Laurent-de-Chamousset. Début, fin juillet 1885, après un voyage à Sainte-Foy-l'Argentière. Guérison. — Paralysie portant sur la jambe droite.

Cette enfant conduite avec son frère à Sainte-Foy-l'Argentière, le dernier dimanche de juillet 1885, à l'époque où il existait d'autres enfants malades, fut prise en rentrant le soir même, ou mieux pendant la nuit, d'une fièvre assez violente avec sueurs profuses que l'on attribua d'abord à une indigestion, puis à une dentition laborieuse.

A ce moment, l'enfant était en pleine santé, et si elle tetait encore, elle prenait aussi d'autres aliments. La fièvre persista pendant la nuit et pendant les jours suivants. Après deux ou trois jours la mère constata que le bras droit était plus raide que le bras gauche et que les deux jambes étaient paralysées.

Aujourd'hui, 1er novembre 1887, le membre inférieur droit est encore plus petit que le membre correspondant. L'atrophie porte surtout sur les muscles du mollet. Le membre, au dire de la mère, est toujours plus froid. D'ailleurs, la sensibilité est conservée, il y aurait même un peu d'hyperesthésie, les frictions étant plus douloureuses de ce côté que du côté opposé.

Obs. XIII. — Balé, âgé de 27 mois, frère de la précédente, demeurant à Saint-Laurent-de-Chamousset. Début, fin juillet 1885. Guérison. — Atrophie légère et presque insensible du mollet droit.

Cet enfant, d'ailleurs bien portant, a été conduit, comme sa sœur, à

Sainte-Foy-l'Argentière le dernier dimanche de juillet 1885. Comme elle, à son retour, pendant la nuit qui suivit, il fut pris de fièvre avec moins d'intensité toutefois. Il n'eut ni convulsions ni délire, mais des sueurs très abondantes.

Quand, après trois semaines, l'enfant voulut se lever, on constata qu'il pouvait à peine se tenir et ne marchait qu'avec la plus grande difficulté en traînant une jambe. Peu à peu les accidents se sont amendés, surtout pendant l'été, et aujourd'hui l'enfant marche avec la plus grande facilité, et c'est à peine si l'on constate un peu d'atrophie du mollet droit.

De tous les enfants atteints, c'est certainement celui qui est en meilleur état : s'il n'avait pas été frappé en même temps que sa sœur, s'il n'avait pas présenté les mêmes symptômes, il serait impossible aujourd'hui d'affirmer qu'il a été réellement atteint de paralysie spinale. Il ne peut cependant exister aucun doute sur ce point.

Considérées isolément, ces observations, toutes plus ou moins incomplètes, ne présentent de prime abord qu'un médiocre intérêt. Ce sont des exemples vulgaires de paralysie infantile conformes presque en tous les points au type classique.

Les malades étaient âgés de 1 à 30 mois ; malgré mes recherches réitérées, je n'ai rencontré ni enfants plus âgés, ni adultes atteints de paralysie spinale aiguë, mon attention a été spécialement appelée sur ce point, car il est bien admis que cette paralysie spinale aiguë n'est autre que la paralysie atrophique de l'enfance survenant à un âge plus avancé.

Garçons et filles ont été frappés à peu près dans les mêmes proportions et avec la même gravité.

Presque tous jouissaient d'une santé florissante quand la maladie s'est brusquement déclarée sans aucun accident prémonitoire. Clotilde Berger cependant avait accusé la veille de légers malaises, et ses parents avaient constaté un peu de faiblesse, un peu de claudication. Jeanne Chirat était agitée depuis plusieurs nuits, quand la fièvre s'est tout à coup déclarée très intense, mais il est difficile de dire si ces légers malaises et cette agitation avaient quelque rapport avec la maladie qui nous occupe.

Quoi qu'il en soit, l'évolution ultérieure s'est accomplie

chez ces deux enfants comme chez les autres et les accidents n'ont été ni plus bénins ni plus graves.

La fièvre a été très variable ; violente chez le plus grand nombre, elle a été légère chez Villars et presque nulle chez Perrinet ; elle a paru être en rapport avec la gravité ou mieux avec l'étendue des lésions médullaires. C'est ainsi que chez Mayoux, qui de tous les survivants a été de beaucoup le plus grièvement atteint, la fièvre a été intense et a persisté près de quinze jours.

La gravité des accidents fébriles paraît donc avoir une certaine importance au point de vue du pronostic. Je n'en dirai pas autant des phénomènes convulsifs que l'on trouve signalés dans la moitié des cas, dans les plus légers comme dans les plus graves.

Il est un symptôme que je n'ai trouvé nulle part relaté dans les auteurs et que la plupart des parents m'ont pourtant signalé. Ce sont des sueurs profuses persistant pendant toute la durée de la période fébrile. Elles ont été parfois si abondantes que le berceau était pour ainsi dire inondé ; fait à signaler, ces sueurs n'ont pas été constatées chez les quatre enfants qui n'ont pas survécu.

La paralysie a été observée plusieurs fois dès le deuxième ou le troisième jour, et on le conçoit, les parents à la fois éclairés et effrayés par les exemples qu'ils avaient sous les yeux recherchaient ce symptôme et le remarquaient ainsi dès son apparition.

D'ailleurs ces paralysies ont été très variables d'étendue ; tantôt les membres inférieurs étaient seuls atteints, tantôt les membres supérieurs étaient frappés en même temps : chez quelques-uns, la tête tombante n'était plus soutenue par les muscles de la nuque, chez d'autres les lésions étaient plus profondes encore ; ils ne pouvaient ni téter ni crier. C'est chez le pauvre petit Mayoux, âgé de 3 mois 21 jours, que les lésions ont été le plus étendues. Il a eu les quatre membres inertes, sa tête tombait sur sa poitrine, sur ses épaules, il ne pouvait ni téter, ni déglutir, ni crier. Pendant cinq jours il est resté inerte et flasque, ne pouvant faire aucun mouvement ; la respiration d'ailleurs difficile s'accompagnait de quelques grimaces de la face, seuls signes de la vie pour les parents consternés.

Il a guéri pourtant, mais à quel prix ! Les membres inférieurs, les bras étaient atrophiés, le thorax dévié ; quand je l'ai vu pour la première fois en 1886, j'ai été stupéfait par l'étendue des lésions persistantes. Cette année l'amélioration s'est notablement accentuée ; à ma dernière visite l'enfant pouvait marcher un peu, le thorax était moins déformé, et sur les membres supérieurs la lésion paraissait localisée aux deux seuls muscles deltoïdes.

Dans les cas graves comme celui-ci, les lésions ne sont pas restées limitées à la moelle, elles sont remontées jusqu'au bulbe, jusqu'au plancher du quatrième ventricule ; selon toute probabilité, quand la mort survient comme chez quelques-uns de nos petits malades, il faut l'attribuer à l'envahissement des noyaux gris ventriculaires.

Chose remarquable, les quatre enfants qui ont succombé sont morts tous à la fin du troisième jour. Ces faits sont instructifs ; ils démontrent que la maladie évolue bien d'une façon toujours identique et que d'autre part, jusqu'à la fin du troisième jour les lésions médullaires sont encore envahissantes.

Il est généralement admis que la paralysie infantile, grave assurément par ses lésions ultérieures, ne met que bien rarement la vie en danger ; les faits que je relate disent assez qu'il n'en est pas ainsi et permettent d'affirmer que la paralysie infantile est souvent mortelle, bien plus souvent qu'on ne le supposait jusqu'à ce jour ; seulement beaucoup succombent sans que parents ou médecins aient soupçonné la nature de la maladie.

Dans ces quatre cas, le diagnostic n'aurait pas été possible si les malades avaient été vus isolément et en dehors de ce foyer épidémique. Les enfants qui n'ont pas survécu sont les quatre plus jeunes, à l'exception de Mayoux, si gravement atteint lui-même ; aussi peut-on dire que la maladie a été d'autant plus grave que les enfants étaient moins avancés en âge.

L'amélioration, la disposition progressive de la paralysie, ne s'est pas accomplie chez tous avec la même rapidité, mais il m'a été impossible d'obtenir sur ce point des renseignements précis.

Ce qui m'a frappé chez tous, c'est que l'amélioration a été progressive pendant longtemps, elle a été manifeste pendant l'été alors que pendant l'hiver l'état est resté stationnaire.

J'insiste sur ce point qui m'a été signalé par quelques parents intelligents et que j'ai pu apprécier par mes propres yeux, parce qu'il peut donner lieu à des indications précieuses au point de vue thérapeutique. Je ne veux pas insister, me promettant d'y revenir ultérieurement.

Ce que je veux surtout signaler aujourd'hui et ce qui fait l'intérêt principal de ces treize observations, c'est leur singulière coïncidence. Pour expliquer ces treize paralysies infantiles survenant en deux mois au milieu d'une agglomération de 1,500 habitants, on ne saurait invoquer des causes particulières soit personnelles, soit héréditaires que l'on a d'ailleurs inutilement recherchées. Il faut admettre une cause générale au même titre que pour les autres maladies fébriles épidémiques telles que la rougeole et la variole; il faut admettre en un mot que la paralysie infantile est une maladie d'origine infectieuse.

Il peut de prime abord paraître étrange de trouver la paralysie infantile à cette place dans le cadre nosologique. Mais quand on veut y réfléchir on voit bien vite que cette façon nouvelle d'envisager la maladie n'est pas en contradiction avec ce que la clinique ou l'anatomie pathologique nous ont appris depuis longtemps.

Les manifestations presque exclusivement estivales de la paralysie infantile, son début subit, sa marche vraiment cyclique, ses lésions en foyers toujours bien limités, toujours identiques, ne font-ils pas songer à des maladies comme la variole ou la dothiénentérie ? des auteurs même s'appuyant sur ces seules considérations, ont pu dire que

« cette paralysie atrophique est vraisemblablement une maladie infectieuse aiguë laquelle dépend d'une infection générale du corps qui se localise de préférence dans une région
circonscrite de la moelle épinière ».

Cette manière d'envisager la maladie, dit Vulpian, « n'a rien
d'inacceptable en soi, mais jusqu'à plus ample informé, elle
ne peut être considérée que comme une simple vue de
l'esprit. »

Aujourd'hui, la preuve est faite et l'on peut affirmer que
la paralysie infantile est bien une maladie infectieuse.

Mais quel est cet agent infectieux ? où se développe-t-il ?
comment pénètre-t-il dans l'économie ? combien de temps
incube-t-il avant de produire ces lésions ?

Autant de questions que je me suis naturellement posées
et que je n'ai pas la prétention d'avoir résolues.

Cependant il me paraît bien établi que l'agent infectieux
n'a pu pénétrer dans l'économie ni par les aliments ni par
les boissons ; quelques enfants, en effet, qui ne prenaient
encore leur nourriture qu'au sein de la mère, n'ont pas été
épargnés. Du reste, les familles atteintes ne s'approvision-
naient pas tous au même point, elles n'allaient puiser leur eau
ni aux mêmes sources ni aux mêmes puits. Les vaches qui
fournissaient du lait à quelques-uns des petits malades
n'ont présenté, que je sache, aucun signe de maladie.

Comme d'autre part l'infection s'est accomplie sans qu'on
ait constaté de lésions cutanées, il y a tout lieu de croire
que cette infection s'est produite par les voies respiratoires
et que l'air inspiré a été le véhicule de l'agent contagieux.

Il m'a été facile, en tenant compte des dates d'invasion et
des relations existant entre les familles, il m'a été facile, dis-
je, de suivre pour ainsi dire pas à pas la marche de la maladie.

J'ai pu mieux faire, j'ai pu déterminer avec une certaine
précision la durée de l'incubation. A ce point de vue l'observation de Mayoux est très instructive.

Sa grand'mère le porte le dimanche soir chez une voisine,
la petite Chalien atteinte de la même affection depuis le jeudi
précédent, et c'est le mardi matin, peut-être même dans la

nuit du lundi au mardi, c'est-à-dire moins de 36 heures après, que le pauvre enfant est pris d'accidents fébriles annonçant le début de sa maladie.

Les observations des enfants Balé de St-Laurent sont plus précises encore.

Ils sont bien portants l'un et l'autre et vivent tout à fait en dehors du milieu épidémique, lorsqu'un dimanche matin ils sont conduits chez des parents à Ste-Foy-l'Argentière. Ils rentrent le soir, et c'est pendant la nuit même qui suit leur retour qu'ils sont atteints l'un et l'autre. Chez eux l'incubation n'a pas dépassé 8 ou 10 heures.

Je ne veux pas insister davantage sur ces faits ; je dois ajouter cependant qu'ils ne sont pas intéressants seulement à un point de vue théorique, mais qu'ils peuvent avoir une importance pratique considérable. Dès maintenant la crainte d'une contagion possible doit être présente à l'esprit du médecin, et pour ma part je n'hésiterais pas à éloigner de très jeunes enfants si je voyais tout à coup dans leur voisinage se manifester la paralysie infantile.

www.ingramcontent.com/pod-product-compliance
Lightning Source LLC
LaVergne TN
LVHW010112060726
842524LV00006B/2476